ÉTUDE

SUR

LES LUXATIONS

PAR ROTATION DU TIBIA.

Communiquée à la Société impériale de Médecine de Lyon

PAR

Le Dr ANCELET (DE VAILLY-SUR-AISNE).

Membre correspondant.

———

PARIS

SAVY, LIBRAIRE-ÉDITEUR,

RUE BONAPARTE, 20.

—

1860

ÉTUDE

SUR

LES LUXATIONS

PAR

ROTATION DU TIBIA.

Quatre faits de luxations du genou, dont deux, il est vrai, étaient anciens déjà, observés en l'espace de deux ans dans une contrée où les lésions de cette nature sont l'apanage presque exclusif des empiriques, ne permettent-ils pas de supposer que leur rareté est plus apparente que réelle, qu'elle tient surtout à la négligence que l'on met à les rapporter.

Deux de mes observations ont trait à la luxation par rotation du tibia (1) et m'ont fourni l'occasion d'étudier celle-ci avec quelque soin.

La rotation du tibia n'est pas rare, soit qu'elle se présente comme conséquence forcée d'un autre genre de déplacement, dans les luxations en dehors par exemple; ou bien quand elle n'est qu'un épiphénomène, qu'une circonstance accessoire le plus souvent consécutive à la rupture des moyens d'union et pouvant se combiner avec des déplacements de toutes sortes.

Mais l'existence de cette circonstance secondaire ne saurait légitimer l'introduction d'une classe à part, et l'on ne doit grouper sous le nom de luxation par rotation du tibia que les faits dans lesquels la rotation est le caractère sinon unique, au moins le principal, celui qui donne à la lésion sa physionomie propre, en même temps qu'il indique son mode de production.

Ces réserves laissent subsister, en l'épurant, la classe des luxations par rotation du tibia.

Duverney en fait mention : « Le genou, dit-il, ne peut souffrir d'autre luxation que celle qu'on appelle incomplète, la-

(1) J'ai publié les deux autres dans la *Gaz. médic. de Lyon*, du 15 1859. Obs. et rem. pour servir à l'hist. des lux. du genou.

quelle se fait quand un condyle se luxe et que l'autre est simplement contourné (1). »

Bonnet de Lyon, recherchant les effets produits par la rotation forcée de la jambe sur la cuisse, obtint, quatorze fois sur quinze, une fracture de la jambe, et, dans un seul cas, une luxation incomplète du tibia sur le fémur.

Le sujet étant étendu horizontalement sur sa face antérieure, la jambe fléchie à angle droit sur la cuisse, il porta brusquement le pied dans la rotation en dehors, et éprouva la sensation d'un soubresaut. Le pied demeura tourné en dehors, la jambe fléchie sur la cuisse de 45 degrés environ. A la partie antérieure et interne du genou on sent une saillie formée par le condyle interne du tibia, saillie qui dépasse en avant le condyle interne du fémur. La tête du péroné est portée en arrière et en dedans. La rotation de la jambe, mesurée par la déviation du pied, atteint presque un quart de cercle. En étendant avec un léger effort la jambe sur la cuisse, on éprouve de nouveau la sensation d'un soubresaut, et les rapports normaux des surfaces articulaires se rétablissent.

La dissection du membre ne montre pas de déchirures appréciables des ligaments ni des muscles. Chez ce sujet les articulations présentaient une assez grande laxité.

En examinant ce qui se passait dans l'intérieur de la jointure, Bonnet vit que le soubresaut était produit par le passage du condyle interne du fémur derrière le cartilage semi-lunaire qui se trouvait ainsi refoulé en avant sur la cavité glénoïde interne du tibia. Du côté externe, le condyle fémoral n'avait point éprouvé de déplacement important ; bien qu'il fût porté un peu en avant de la partie moyenne de la cavité glénoïde, il était toujours entouré du cartilage semi-lunaire externe. En étendant la jambe avec un peu d'effort, la luxation se réduisait facilement (2).

A peu près à la même époque, M. Velpeau signalait le même fait : « On parvient sur le cadavre au moins, dit-il, à produire, au moyen de la rotation du tibia, la luxation suivante : l'un de ses condyles peut se porter en avant ou en arrière sans que l'autre abandonne le fémur, et de manière que l'abandon des surfaces ne porte que sur la moitié interne ou la moitié externe de l'articulation (3). » Puis l'éminent professeur décrit un peu théoriquement peut-être quatre nuances d'après le condyle dé-

(1) *Mal. des os.*, t. II. 1751.
(2) *Mal. des artic.*, t. II. 1845.
(3) Dict. en 30 vol., art. genou. 1846.

placé et le sens du déplacement. Il ne paraît pas d'ailleurs avoir examiné les désordres anatomiques qui se produisent, puisqu'il se borne à ajouter : « *On conçoit, à la rigueur*, que cette variété puisse exister sans rupture des ligaments. »

En 1852, MM. Dubreuil et Martellière publient le premier travail réellement important sur cette matière ; ils reconnaissent deux variétés : la luxation est incomplète quand le déplacement porte sur un seul condyle, l'autre conservant ses rapports ; elle est complète quand les deux condyles du tibia perdent leurs rapports avec ceux du fémur en se rapprochant de l'angle droit relativement à ceux-ci.

Ils étudient cette dernière variété, qui n'avait point été signalée avant eux, à l'aide d'une observation intéressante, qui sera résumée plus loin, et d'expériences cadavériques qui doivent trouver place ici.

Après avoir reproduit sur le cadavre la luxation qu'ils nomment complète par la rotation forcée en dehors, ils constatent les désordres suivants : 1° les ligaments latéraux sont rompus, ainsi que les parties de la capsule articulaire qui les avoisine ; les déchirures s'étendent aux muscles et aux tendons qui s'opposent à l'exagération de la rotation ; 2° les ligaments inter-osseux sont décroisés et non rompus ; 3° des cartilages semi-lunaires l'externe est replié sur lui-même, ses insertions étant intactes, l'interne flotte dans la gorge de la poulie fémorale ; 4° la rotule est complétement luxée en dehors (1).

Enfin, M. Malgaigne, dans son *Traité des luxations*, a réuni et discuté huit faits, mais sans rien ajouter à ce qui avait été dit avant lui, sans formuler une description générale et en laissant pour ainsi dire au lecteur le soin de tirer les conclusions (2).

Voici maintenant une analyse assez détaillée des observations que nous avons pu rassembler. Nous les classerons par ordre de date, et compléterons ainsi les notions historiques que nous venons de présenter tout en donnant les éléments d'une description positive.

Il ne me paraît pas douteux que quelques-uns des faits rapportés par Hey, par A. Cooper, à la luxation du fémur sur les fibro-cartilages, soient de véritables exemples de luxation par rotation du tibia, mais la position de la jambe par rapport à la cuisse n'est pas notée, et c'est là une lacune qui ne permet

(1) *Arch. gén. de méd.* 1852.
(2) *Tr. des lux.* 1855.

d'en rien conclure. A. Cooper néanmoins nous donnera le premier cas suffisamment détaillé que nous connaissions.

Obs. I. Un homme se luxe gravement le genou en tombant de voiture. L'articulation est largement ouverte et a subi un mouvement de torsion tel que le condyle externe du fémur fait saillie en arrière et en dehors, tandis que l'interne s'avance sur la tête du tibia. La rotule est rejetée au côté externe du genou. La réduction fut difficile, et le déplacement se reproduisit dès que l'on suspendit les manœuvres. L'amputation fut pratiquée. Le ligament capsulaire était rompu en arrière ; les ligaments atéraux et les ligaments croisés étaient intacts (1).

Nous avons pris soin de contrôler les huit faits suivants rassemblés par M. Malgaigne.

Obs. II. Godman a trouvé sur un cadavre la jambe en rotation complète, de sorte que le pied était porté directement en dehors, le talon répondant au creux de l'autre pied, et l'articulation du genou croisant à angle droit sa position naturelle (2).

Sweting donne comme luxation en arrière le cas suivant, qui est bien évidemment une luxation par rotation avec propulsion du tibia en arrière.

Obs. III. Un enfant de treize ans reçut un coup de pied de cheval sur la tubérosité du tibia. Le genou est fléchi, le pied tourné en dehors, les condyles du fémur fortement saillants en avant. La rotule couchée sur la face externe du condyle externe, la tête du tibia dans l'espace poplité. La flexion se fait sans douleur, l'extension est très-douloureuse ; le membre est raccourci. La luxation réduite une première fois avec difficulté se reproduisit par des mouvements intempestifs, et l'on fut obligé de recourir aux poulies (3).

Obs. IV. M. Pétrequin vit sur le cadavre d'un homme de quarante à quarante-cinq ans la jambe étendue avec abduction et rotation du pied en dehors, la rotule complétement luxée en dehors et l'épine du tibia située immédiatement au-dessous de la partie antérieure du condyle externe du fémur qu'elle débordait en dehors de 1 centimètre environ. Le ligament latéral externe était déchiré (4).

Le titre sous lequel l'auteur présente son observation montre assez que la luxation de la rotule était ce qui l'avait le plus frappé. Mais nous devons faire remarquer que M. Malgaigne, en reproduisant ce fait, le qualifiait : luxation incomplète et

(1) A. Cooper. *Œuv. chir.*, trad. fr.
(2) A. Cooper. Edit. amér., citée par Malgaigne.
(3) *Gaz. méd.* 1835.
(4) *Gaz. méd. de Montpellier.* 1848.

par rotation du genou avec luxation complète de la rotule (1). C'est la première fois que cette dénomination apparaît nettement; c'est le premier pas vers l'étude méthodique de cette classe jusque là trop oubliée.

En 1852, M. Paris de Gray publie l'observation suivante :

Obs. V. A la suite d'une chute d'une hauteur de deux mètres, dans laquelle la jambe gauche supporta obliquement tout le poids du corps, le condyle interne du tibia glissa derrière les condyles correspondants du fémur. Raccourcissement de quelques centimètres. La jambe décrit avec la cuisse un arc de cercle. Epanchement assez considérable. La réduction fut facile. Les mouvements pouvaient s'exécuter presque aussitôt sans grandes difficultés. Tout allait bien au bout d'un mois; mais deux chutes nouvelles amenèrent quelques accidents et la déviation de la jambe en dedans (2).

Voici l'observation publiée la même année par MM. Dubreuil et Martellière, et à laquelle nous avons déjà fait allusion :

Obs. VI. Une femme de cinquante-un ans, renversée par une échelle qui l'entraîna quelques pas, présente la jambe complétement étendue, tournée en dehors. Le tibia a subi un mouvement de rotation sur place qui a porté sa tubérosité interne en avant au-dessous de la trochlée fémorale, la tubérosité externe en arrière dans l'échancrure inter-condylienne, la tête du péroné faisant saillie à la place du creux poplité. La tubérosité antérieure devenue externe a entraîné la rotule qui s'est luxée complétement en dehors. Les condyles fémoraux font saillie en dedans et en dehors avec une dépression au-dessous.

Il y avait en même temps fracture des deux os de la jambe. La réduction fut facile, mais la fracture retint la malade au lit quatre mois et demi. Le genou resta raide, douloureux, incapable de supporter le poids du corps, même dix-neuf mois après l'accident.

Les trois observations qui suivent appartiennent à M. Malgaigne (3).

Obs. VII. Sur un cadavre, le tibia a subi une rotation telle que son condyle externe est luxé presque complétement en arrière. La crête est presque sur le même plan que la face externe du fémur. Le condyle tibial externe s'est porté en arrière de 1 centimètre environ, et en dehors de 4 millimètres. La rotule a quitté le condyle interne du fémur, et sa pointe est portée en dehors. La jambe est dans l'extension et ne peut se fléchir que de quelques degrés. Cette luxation était ancienne.

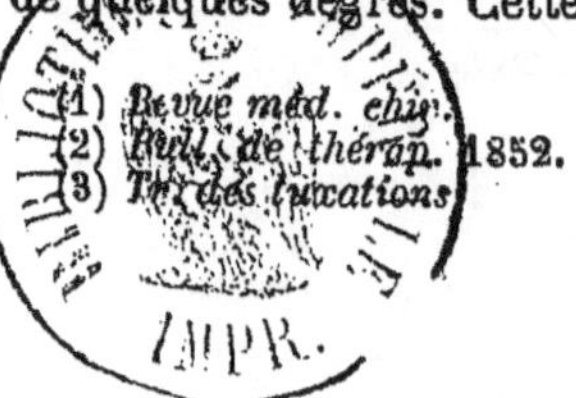

(1) *Revue méd. chir.*
(2) *Bull. de thérap.* 1852.
(3) *Tr. des luxations*

Obs. VIII. Des chutes successives sur un genou déjà malade ont produit le déplacement suivant : Le tibia est déjeté un peu en dehors et en arrière, mais il a subi particulièrement un mouvement de rotation en dehors, tel que la tubérosité externe est portée en arrière, et que la rotule a été entraînée presque entièrement sur le condyle externe du fémur. Le pied, qui devrait être tourné en dehors, est ramené en avant par une forte rotation de la cuisse en dedans. La jambe est inclinée en dehors en formant avec la cuisse un angle de 145 degrés. L'extension outrepasse les limites normales, mais la flexion ne dépasse pas un angle de 135 degrés. Le genou est faible et la marche fort gênée. La jambe paraît raccourcie en avant, allongée en arrière.

Obs. IX. Un homme de soixante-un ans fut renversé par une voiture qui lui passa sur les deux jambes. Une fracture compliquée de la jambe empêcha de découvrir une luxation du genou correspondant. Cinq ans plus tard, il plie et étend assez librement la jambe. Dans l'extension, saillie légère du condyle fémoral interne en avant et en dedans, l'externe conservant ses rapports. Dans la flexion, cette saillie est beaucoup plus considérable et le condyle externe proémine un peu en avant.

Voici maintenant les faits que j'ai observés moi-même :

Obs. X. Le sieur Gilbert, manouvrier à Chassemy (Aisne) fit un faux pas en dansant, il y a huit ans, et se luxa le genou comme il sera dit plus loin. Il réduisit lui-même cette luxation en fixant le pied entre deux pierres et tournant la jambe en sens inverse du déplacement, c'est-à-dire de dehors en dedans. La réduction s'effectua en faisant entendre un bruit de craquement très-prononcé.

Depuis lors, la luxation se reproduisit à des époques plus ou moins rapprochées. Il la réduisit le plus souvent sans difficulté au moyen d'un de ces instruments appelés tire-bottes, et il pouvait presque aussitôt reprendre ses occupations.

Le 30 novembre 1857, il fit une chute sur le côté droit, et l'accident se reproduisit avec des symptômes en tous points analogues à ceux qui avaient eu lieu précédemment, seulement la réduction ayant été impossible par les moyens auxquels il était accoutumé, il vint lui-même me trouver, et je constatai ce qui suit :

Les condyles externes du tibia et du fémur sont parfaitement en rapport. Le condyle interne du tibia fait en avant de celui du fémur une saillie sensible à la vue, mais surtout au toucher d'environ 1 centimètre et demi, saillie se continuant manifestement avec le tibia. La crête de cet os et le pied sont très-sensiblement tournés en dehors ; la rotule est incomplétement luxée dans le même sens. En arrière, il est difficile de sentir une dé-

9

pression correspondante à la saillie antérieure. La jambe est
dans une flexion légère ; l'extension et une flexion plus prononcée sont impossibles pour le malade lui-même, bien qu'une
main étrangère puisse imprimer au membre des mouvements
assez étendus dans l'un et l'autre sens. La flexion rend le déplacement plus sensible.

La marche est conservée, quoique avec douleur et claudication. Le malade avait parcouru, pour venir me trouver, une
distance de 1 kilomètre au moins.

La pression pure et simple n'amena aucun changement dans
la position relative des parties. Saisissant alors la jambe à pleine
main et l'inclinant un peu en dehors, je la fléchis et l'étendis
successivement en lui communiquant un mouvement de rotation en dedans, tandis que l'autre main embrassait le genou et
refoulait la saillie. Après quelques minutes d'efforts, un craquement me fit connaître que la réduction était opérée, ce que
je vérifiai du reste par le toucher.

Je fis faire quelques pas au malade ; la luxation reparut quoique à un degré moindre. Les mêmes manœuvres amenèrent de
rechef la réduction. J'appliquai autour de la jambe une bande
roulée en recommandant le repos, qui fut gardé pendant trois
semaines. L'accident ne s'est pas reproduit (1).

Obs. XI. Au mois de décembre 1858, je rencontrai chez un
de mes malades, à Charonne, un vigneron, âgé de cinquante-cinq ans, qui me montra sa jambe par manière d'acquit ; elle
était dans l'état suivant :

Le membre inférieur droit forme une courbe dont la cavité
est en dedans. Le genou est le point le plus excentrique. Dans
la station naturelle, la pointe du pied est dirigée en dedans, le
talon en dehors d'environ 45 degrés. La marche s'exécute
comme en fauchant, c'est-à-dire que le malade jette d'abord le
membre en dehors, puis le ramène en avant en décrivant un
arc de cercle, les mouvements se passant en grande partie dans
l'articulation coxo-fémorale. Il y a claudication marquée.

Les condyles internes du tibia et du fémur paraissent en rapport parfait, mais le condyle externe du tibia fait en avant de
celui du fémur une saillie anormale de 2 centimètres à peu
près. Latéralement il n'y a ni saillie ni dépression sensible. La
rotule est portée en dedans du genou, mais j'ai omis de noter
ses rapports exacts.

Quoique, comme je l'ai dit, le genou reste à peu près immobile dans la marche, le malade peut exécuter spontanément
quelques mouvements de flexion assez peu étendus d'ailleurs,

(1) Comm. à l'Acad de méd. Décembre 1857.

puisqu'ils ne vont pas au delà de 40 degrés. On n'obtient pas beaucoup plus dans les mouvements communiqués.

L'origine de cette lésion remontait à l'année 1835. Cet homme conduisait un chariot, quand son pied s'engagea dans les traits qui liaient les chevaux entre eux, et il fut ainsi traîné pendant quelque temps. On le transporta à l'Hôtel-Dieu de Soissons, où il séjourna deux mois. S'il faut l'en croire, on lui dit qu'il avait le genou *déboîté*, mais aucune tentative de réduction ne fut faite. Le traitement consista uniquement en application de sangsues et de cataplasmes; on ne crut probablement qu'à une simple entorse.

Depuis cette époque, il n'a jamais guère ressenti de douleurs. Le mal est resté sans amélioration, comme aussi sans aggravation.

Un premier point nous frappe en résumant ces observations ; c'est que la rotation du tibia avait lieu sept fois en dehors (obs. II, III, IV, VI, VII, VIII, X), et en dedans quatre fois seulement (obs. I, V, IX, XI). Cette différence serait-elle l'effet du hasard? Il est au moins permis d'en douter. On sait en effet que, dans les mouvements de rotation que l'articulation fémoro-tibiale peut exécuter normalement, ce mouvement est beaucoup plus restreint en dedans, les ligaments croisés venant s'appliquer l'un contre l'autre pour le limiter, et que le contraire a lieu dans la rotation en dehors. Donc, une force qui pourrait produire la rotation forcée en dehors, sera insuffisante pour amener le même résultat, si elle agit en sens opposé.

La luxation portait sur les deux condyles à la fois dans quatre cas. Deux fois elle était incomplète (obs. I, III), c'est-à-dire que les condyles du tibia avaient conservé avec les condyles correspondants du fémur des rapports plus ou moins étendus. Deux fois elle était complète, les extrémités articulaires des deux os se croisant en se rapprochant de l'angle droit (obs. II, VI).

Dans les sept autres faits, un seul condyle se trouve luxé, le déplacement de l'autre étant nul ou insignifiant. Quatre fois le condyle déplacé était le condyle interne du tibia avec rotation de la jambe en dehors (obs. IV, X), c'est-à-dire que ce condyle interne faisait saillie en avant, et c'est ce que M. Bonnet a artificiellement reproduit; — ou avec rotation en dedans, auquel cas il y a saillie du condyle correspondant du fémur et dépression du condyle tibial (obs. V, IX).

Dans trois cas, la luxation portait sur le condyle tibial

externe avec rotation en dedans (obs. XI), ou en dehors (obs. VII, VIII).

Ajoutons que le condyle déplacé l'était dans sa totalité (obs. IV, V), presque complétement (obs. VII), dans un cas et incomplétement dans les autres quels que fussent d'ailleurs, et le condyle déplacé et le sens de la rotation.

Ainsi donc, même avec ce petit nombre de faits, toutes les variétés possibles de luxations par rotation du tibia ont été directement constatées.

Mais si la luxation partielle des deux condyles à la fois, et totale d'un seul condyle, a été observée, on ne saurait en bonne nosologie caractériser la première du nom de complète, et appeler l'autre incomplète avec MM. Dubreuil et Martellière, et après eux avec M. Malgaigne, car cette confusion de mots entraîne une confusion de choses. On ne saurait non plus admettre avec M. Nélaton, « qu'il suffirait pour le déplacement des deux « condyles d'une rotation de la jambe un peu plus prononcée (1).» En d'autres termes, ce ne sont pas là deux degrés d'une même luxation, ce sont deux variétés différentes d'un même type, variétés qui elles-mêmes peuvent se présenter a différents degrés.

Dans le premier cas, le centre du mouvement pathologique est l'épine du tibia ; il y a luxation des deux condyles ou par rotation concentrique. Dans l'autre cas, le centre du mouvement est l'un des condyles ; il y a luxation de l'autre condyle ou par rotation excentrique, et à ces deux variétés doivent correspondre des différences, et dans les lésions et dans le mode de production.

Dans le mode de production : il n'est pas besoin d'insister pour faire comprendre que les observations cliniques, en indiquant comme condition étiologique le fait brut d'une chute, d'une violence, en en signalant tout au plus les circonstances les plus grossières, ne peuvent guère élucider ces questions, et c'est en définitive à l'expérimentation cadavérique qu'il faut faire appel pour les analyser dans leurs détails, pour en apprécier les nuances, pour établir en un mot une étiologie vraiment scientifique.

Malheureusement les conditions matérielles défavorables dans lesquelles je me trouve placé ne me permettent pas détudier ce point avec l'étendue, la rigueur nécessaires, et j'ai dû n'expéri-

(1) Path. chir., t. 2.

menter que sur des pièces sèches. C'est assez dire que tout en regardant ces expériences comme suffisamment démonstratives, nous reconnaissons volontiers qu'elles sont incomplètes et ont besoin d'être répétées et variées.

En voici néanmoins la relation.

Le fémur étant maintenu fixe, nous avons soumis la jambe à la rotation en dehors parallèlement à son axe, opération qui a demandé le développement d'une force assez considérable. Les deux condyles du tibia quittèrent simultanément, et dès le début de l'opération, les condyles correspondants du fémur. Ce fût seulement quand la rotation eut décrit un arc du cercle de 40 degrés environ que les premières déchirures se manifestèrent sur les parties latérales de la capsule. J'accélérai alors la vitesse du mouvement et je portai la rotation jusqu'à 90 degrés. Les ligaments latéraux étaient rompus, la capsule largement déchirée, les ligaments croisés parallèles.

Dans une seconde expérience, les choses étant disposées comme précédemment, j'imprimai le mouvement de rotation après avoir préalablement porté la jambe dans l'abduction. Le condyle tibial externe restant fixe, l'interne quitta graduellement le condyle correspondant du fémur. Vers le milieu du mouvement le ligament latéral interne se rompit, et je pus produire la luxation complète du condyle interne par rotation en dehors, le condyle tibial externe étant seulement déplacé un peu en arrière. Je regrette de n'avoir pu nettement constater l'état des ligaments croisés.

De ces expériences dans lesquelles nous avons fait entrer un élément dont nos prédécesseurs n'avaient point tenu compte, on peut conclure :

1° Que le degré de puissance de la force n'est pas la cause déterminante de l'une ou l'autre variété, puisqu'elles se produisent d'emblée dans les expériences avec leurs caractères respectifs, puisque les observations nous les ont montrées l'une et l'autre à des degrés différents ;

2° Que la condition mécanique qui produit la luxation d'un ou des deux condyles du tibia est la rotation de cet os autour d'un axe oblique ou parallèle à l'axe du membre tout entier, et cette condition étiologique ne devra pas être perdue de vue quand il s'agira de la réduction.

Y a-t-il aussi quelques différences dans les lésions en dehors du déplacement lui-même ?

Dans l'observation I, luxation incomplète des deux condyles; ligaments latéraux et croisés intacts; capsule déchirée en arrière. Observation IV; luxation complète du condyle tibial interne en dehors, ligament latéral externe déchiré (c'est probablement *interne* qu'il faut lire). Dans l'expérience de Bonnet pas de déchirure ni des ligaments, ni des muscles, mais seulement refoulement du cartilage semi-lunaire. En rapprochant de ces faits ce que nous avons observé nous-même et ce qu'ont obtenu MM. Dubreuil et Martellière, on peut sous toutes réserves d'ailleurs regarder comme vrais les résultats suivants :

1° Dans les luxations par rotation du tibia quel qu'en soit d'ailleurs le type, le déplacement, quand il n'est pas très-étendu, amèneseulement le tiraillement des ligaments ;

2° A un degré plus avancé, il y a déchirure de ces ligaments, des deux dans la luxation des deux condyles ; de celui du côté luxé quand il ne s'agit que d'un condyle, la résistance du ligament opposé étant conservée ;

3° Dans l'un et l'autre cas, le déplacement des cartilages semi-lunaires paraît constant.

A côté de ces caractères essentiels, de ceux qui ont pour siége l'articulation tibio-fémorale elle-même, il en est d'autres dont nous devons dire deux mots. Quand la rotation a lieu en dehors la rotule est plus ou moins luxée en dehors (obs. III, IV, VI, VII, X, exp. Dub. Mart. Velp.). Quand la rotation a lieu en dedans, nous ne trouvons la position de la rotule notée que dans notre observation XI ; la rotule était portée en dedans. Dans le cas d'Astley Cooper où il s'agit d'une luxation par rotation en dedans, il est dit que la rotule était déjetée du côté externe du genou. Doit-on voir là une faute de rédaction ? l'anomalie s'explique-t-elle par cette circonstance possible que la rotation aurait eu lieu d'abord en dehors, la luxation en dedans n'étant que consécutive à la rupture des ligaments ? Nous avons déjà appelé plusieurs fois l'attention sur ces luxations transformées qui mériteraient sans doute d'être étudiées avec soin.

Les luxations par rotation du tibia se présentent donc en général avec un ensemble de signes tellement nets qu'une erreur de diagnostic paraît impossible dès que l'on est bien prévenu de leur réalité. Quelques-uns de ces caractères néanmoins se rencontrent dans d'autres lésions et c'est ce qu'il ne faut pas perdre de vue :

1° Dans la luxation incomplète du tibia en avant, le pied

peut être porté directement en avant (1), en dedans (2), en dehors (3), mais la saillie de la tête du tibia porte sur ses deux condyles;

2° Quant à la luxation des fibro-cartilages inter-articulaires, nous l'avons déjà fait remarquer, l'on a réuni sous ce nom des faits qui se rapportent aux différentes espèces de luxations de l'articulation fémoro-tibiale. Sans doute, les condyles du fémur n'étaient plus dans ces cas en rapport normal avec les cartilages semi-lunaires; mais c'est là un fait commun à toute luxation, et par conséquent insuffisant pour constituer une variété.

Quoi qu'il en soit, les faits de Bassius, de MM. Dequevauviller et Malgaigne ne permettent guère le doute sur la possibilité et la réalité de ces luxations à l'état de simplicité. Dans ces cas, la saillie existe et peut même exister d'un seul côté, mais elle est bornée à l'interligne articulaire; elle n'est point directement continue au tibia, et la jambe n'est point en rotation. Ce sont là des caractères suffisants pour établir le diagnostic;

3° La rotation de la jambe elle-même peut être dissimulée de façon à échapper à un examen peu attentif. C'est ainsi que, dans l'observation VIII, le pied au lieu d'être tourné en dehors, se trouvait ramené en avant par une forte rotation de la cuisse, et la réciproque est possible. On devra donc tenir compte, non de la direction du membre considéré dans sa totalité, mais de celle du tibia par rapport au fémur, et la crête du tibia doit être le point de repère. Il est inutile d'insister davantage sur cette difficulté; il suffit de la signaler;

4° Les fractures des extrémités articulaires des deux os qui concourent à former la jointure, celle du tibia au-dessus de son articulation supérieure avec le péroné (4), celle des deux ou d'un seul des condyles du fémur, ne doivent pas être oubliées au point de vue du diagnostic différentiel; car, non-seulement la rotation de la jambe peut être la conséquence de l'une ou de l'autre de ces lésions et simuler la luxation, mais encore la luxation par rotation peut compliquer la fracture du condyle, comme M. Malgaigne en a observé un exemple (5). Dans des cas de cette nature et jusqu'à ce que ces questions soient mieux éclaircies, c'est moins à des préceptes qu'à l'examen attentif des phénomènes particuliers que chacun devra faire appel pour éviter

(1) Malgaigne, *loc. cit.*, p. 985.
(2) Désormeaux, *Soc. de chir.* 1852.
(3) Ancelet, *loc. cit.*
(4) Malgaigne, *Traité des fractures*, 1847, p. 800.
(5) Mémoire sur les fract. de l'un des cond. du fémur.; in *Rev. med. chir.*, 1847, t. I, p. 240.

des erreurs qui n'auraient pas d'ailleurs, il faut le dire, de très-graves inconvénients relativement au traitement. Quoi qu'il en soit, la crépitation faisant défaut, le lieu précis de la lésion, sa direction horizontale, la netteté de la surface tangible, devraient entrer en ligne de compte.

La luxation ayant été méconnue sur le vivant dans la plupart des cas, on ne peut formuler que sous toutes réserves, et ce qui a trait à la réduction et ce qu'on doit attendre du traitement.

La réduction est en général facile (obs. I, V, VI, X). Elle peut être difficile et a nécessité l'emploi des poulies dans le cas de Sweting. Eviterait-on ces difficultés en agissant d'une façon directement inverse au mode de production que nous avons admis, c'est-à-dire en opérant la rotation, le tibia étant parallèle à l'axe du membre dans la rotation des deux condyles, en l'inclinant latéralement dans la luxation d'un seul condyle ? De cette façon, on obtient un angle dont le sommet est au ligament intact, et l'on détruit la résistance produite par le frottement des surfaces. C'est seulement en agissant ainsi que nous avons obtenu la réduction chez le sujet de notre observation X. Il faut enfin avoir soin d'entraîner dans le mouvement la rotule, dont le déplacement constitue un des éléments de la résistance qu'il s'agit de surmonter.

C'est, au surplus, à l'expérience à venir de nous éclairer sur tous ces points, et sur le pronostic qu'il convient de porter. Dans la plupart des cas, la contention a été difficile, la reproduction facile, la guérison incomplète. Un traitement bien dirigé donnerait sans doute de meilleurs résultats. Les succès obtenus dans des déplacements plus étendus de cette même articulation permettent du moins cette induction.

Je me résume :

1° Il existe une classe bien déterminée de luxations du tibia, les luxations par rotation qu'il ne faut point omettre au point de vue du diagnostic différentiel des lésions de la région fémoro-tibiale ;

2° La rotation a lieu en dedans, plus souvent en dehors ;

3° La luxation peut porter sur les deux condyles à la fois, ou sur un seul. Ce sont, non pas deux degrés différents, mais deux variétés parfaitement indépendantes l'une de l'autre, se distinguant par leur nature, leur mode de production, leurs lésions ;

4° Ces deux variétés peuvent se présenter à différents degrés, être plus ou moins complètes ou incomplètes;

5° La luxation des deux condyles se produit, le tibia étant parallèle à l'axe du membre; la rotation est concentrique, le centre du mouvement pathologique étant le point central de l'articulation elle-même. Les ligaments latéraux tendent à se déchirer;

6° Dans la luxation d'un seul condyle, la rotation est excentrique; le point autour duquel elle s'exécute étant le condyle opposé au condyle luxé, le ligament opposé au centre du mouvement tend seul à se rompre, l'autre restant intact. La condition nécessaire pour la production de cette luxation est l'obliquité de l'axe du tibia par rapport à l'axe du membre, c'est-à-dire qu'il faut que la jambe soit dans l'abduction pour la luxation du condyle interne, dans l'adduction pour celle du condyle externe;

7° On opérera la réduction en tenant compte de ces différences. Pour exécuter le mouvement de rotation en sens contraire du déplacement, l'extension sera parallèle ou oblique à l'axe du membre, selon qu'il s'agira de la luxation des deux ou d'un seul condyle.

FIN.

Imp. BAILLY, DIVRY et Cᵉ, rue N.-D. des Champs, 29.

www.ingramcontent.com/pod-product-compliance
Lightning Source LLC
LaVergne TN
LVHW010115060726
842524LV00006B/2533